UN MOT

SUR

LES EAUX MINÉRALES

DE CONTREXÉVILLE.

EXTRAIT DE L'ANNUAIRE STATISTIQUE ET ADMINISTRATIF DU DÉPARTEMENT DES VOSGES POUR 1837.

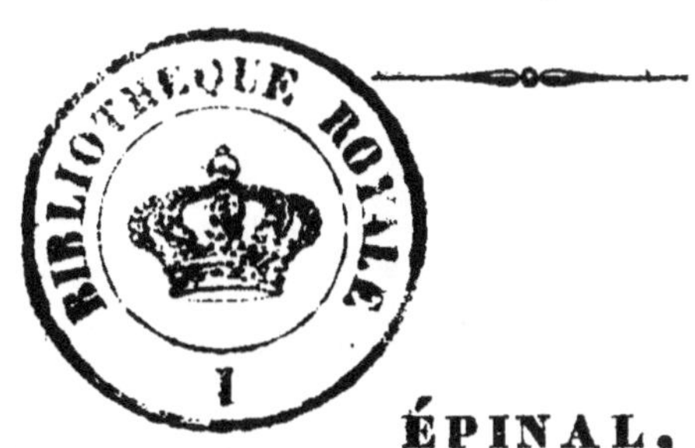

ÉPINAL,

Chez **GLEY**, Imprimeur de la Préfecture.

1837.

NOTE DU RÉDACTEUR

de l'Annuaire des Vosges.

————◆————

La notice suivante, que nous devons à la plume de l'une des personnes qui se rendent annuellement aux eaux de Contrexéville, contient l'historique exact de cet établissement. Contrexéville, célébré par M. le comte *François de Neufchâteau* dans son poëme des Vosges (*), a, nous le savons, moins de

(*) « Ce n'est pas seulement aux nymphes de Plombières
» Que nous pouvons, parmi des beautés singulières,
» Demander de nos maux les remèdes certains :
» N'avons-nous pas Bussang, Contrexéville et Bains ! »

(*Poëme des Vosges.*)

réputation que Plombières, mais peut–être ne connaît–on pas assez l'efficacité de ses eaux, les ressources qu'elles offrent à la médecine, les soulagemens qu'elles procurent surtout à ceux qui sont atteints de deux redoutables maladies, la *gravelle* et la *goutte*. C'est pour concourir, autant qu'il est en nous, à informer le public des avantages, ou pour mieux dire des bienfaits de cet établissement, que nous insérons la notice qui lui est consacrée dans notre annuaire. Nous ajouterons que, depuis 1829 que les eaux de Coutrexéville ont changé de propriétaire, d'importantes améliorations y ont été introduites, et qu'elles y attirent tous les ans un plus grand nombre de malades. En 1830, on en a compté 108, en 1835, 109, et en 1836, 139. Pendant les 20 années précédentes, jamais ce nombre n'avait été atteint, et tout porte à croire qu'à l'avenir il sera dépassé.

UN MOT

SUR LES EAUX MINÉRALES

DE CONTREXÉVILLE.

CHAPITRE Ier

De l'objet de cette notice.

Depuis que je viens dans les Vosges, je n'ai pas laissé passer une année sans aller à Contrexéville pour y prendre les eaux, auxquelles, par parenthèse, je suis redevable de ma très-bonne santé.

Je ne m'y suis pas trouvé une seule fois sans entendre répéter auprès de moi : « Dieu ! que ces eaux sont » souveraines ! Quel dommage qu'on ne fasse rien pour » les faire connaître d'avantage ! ce serait un grand » service rendu à l'humanité. » C'est ce motif qui m'a décidé à prendre la plume pour dire la vérité, toute la vérité, rien que la vérité.

CHAPITRE II.

De la situation de Contrexéville.

Il me paraît d'abord essentiel de préciser le lieu où est situé ce village, qui, vu la longueur de son nom, se trouve sur très-peu de cartes (*), et qui, par sa position isolée, est tellement ignoré à trente lieues à la ronde que j'ai vu plusieurs personnes, et entr'autres Mme la comtesse de B...., faire vingt lieues de trop pour y arriver, parce qu'induite en erreur par les postillons, on l'avait fait passer par Epinal.

Contrexéville est un village de 6 à 700 âmes, à cheval sur le Vair qui y prend sa source, le traverse dans toute sa longueur, et déjà, assez considérable pour y faire tourner deux moulins, va se jeter à neuf lieues de là dans la Meuse près de Domremy. Ce ruisseau a de la réputation pour ses excellentes écrevisses qui y sont très-nombreuses.

Le village est à une lieue de Lignéville, relais de poste entre *Bourbonne* et *Mirecourt*, sur la route de *Nancy* à *Besançon*.

Toutes les personnes qui voyagent en poste et qui viennent de la Lorraine ou de la Franche-Comté,

(*) Il est à regretter que Contrexéville ne soit pas nommé sur les livres de postes; mais M. le directeur général a bien voulu donner l'espoir que cette omission serait réparée.

doivent donc y arriver par Jussey, Bourbonne ou Mirecourt, qui sont les relais qui y conduisent. Les personnes qui viennent de Paris ou de ses environs doivent se diriger sur *Neufchâteau*, et c'est ce relais qui vous mène directement à Contrexéville, qui en est éloigné de sept lieues.

Les personnes, au contraire, qui arrivent par les voitures publiques descendent, soit à Neufchâteau, soit à Nancy, soit à Mirecourt, et là on trouve des conducteurs particuliers qui vous fournissent une voiture qui vous mène à Contrexéville. Mais il faut quelquefois se méfier de ces cochers.

Anciennement, lorsqu'il venait peu de monde à Contrexéville, on logeait d'ordinaire à l'établissement. Depuis que le nombre des personnes qui y viennent a triplé, quelques habitans du village ont arrangé des chambres pour y loger les étrangers. Sûrement on n'y est pas mal, mais il y a l'inconvénient grave d'être éloigné de la source ; et des personnes qui prennent des douches et des bains trouvent souvent très-dur, surtout lorsqu'il pleut, d'être obligées de traverser, pour se rendre chez elles, tout le village, au milieu de la boue et des fumiers dont il est couvert. J'ai vu des personnes malades, très-mécontentes de n'être pas logées à l'établissement où on les avait adressées, et où elles désiraient être, parce qu'en route les conducteurs (par un motif qu'on devine aisément) les avaient conduites d'autorité dans d'autres maisons, leur disant pour les dissuader, ou que tout était plein, ou qu'on ne les recevrait pas.

Je crois devoir signaler cette petite manœuvre, dont on a usé envers moi-même, parce qu'elle est malhonnête, déloyale, et qu'elle peut induire en erreur les étrangers qui ne connaissent pas le pays.

Les personnes qui veulent loger à l'établissement doivent donc exiger impérativement qu'on les y mène, et le plus sûr est d'écrire d'avance pour qu'on vous retienne le local dont vous avez besoin, tant pour les maîtres que pour les domestiques; c'est le parti que prennent toutes les personnes qui ont l'habitude d'y venir.

CHAPITRE III.

De sa température.

On arrive à Contréxeville sans s'en douter; il faut être dessus pour en apercevoir le clocher. Le village est situé entre trois montagnes, dans un vallon qui est ouvert du nord au sud. Quoique dans un fond, l'air y est extrêmement vif et sain; car c'est un des points les plus culminans de la France. A une lieue de là, se trouve un endroit qu'on appelle les Hauts-des-Salins, et de toute l'eau qui y tombe, la moitié va se précipiter dans la Méditerranée et l'autre dans l'Océan, car elle forme les sources de la Saône et de la Meuse.

J'ai éprouvé à Contrexéville des chaleurs très-fortes parce qu'elles s'y trouvent concentrées. Cependant le propriétaire actuel a fait abattre des arbres qui encombraient entièrement le pays, le rendaient humide et triste, et vous cachaient même la vue du ciel. On y a gagné, outre une très-jolie percée sur les montagnes du fond, ce qui fait un point de vue agréable, une plus grande circulation et un courant d'air qui, s'établissant du nord au sud, vient rafraîchir l'ardeur des rayons du soleil et rend la chaleur supportable.

Comme dans tous les pays de montagnes, plus les jours sont chauds, plus les rosées sont abondantes le soir et le matin, ce à quoi l'on ne fait pas assez d'attention; car il est aisé de concevoir que l'usage des eaux, activant singulièrement la circulation du sang et mettant en mouvement toutes les humeurs, une répercussion sur un organe faible devient d'autant plus facile et en même temps plus dangereuse.

Anciennement on était dans l'usage de dîner à midi et de souper à sept heures; ce régime était infiniment plus sain. On venait à la fontaine plus tard, ce qui sauvait le danger de l'humidité du grand matin. On avait plus de temps pour boire les eaux; elles se digéraient mieux et étaient entièrement passées lorsqu'on se mettait à table, ce qui n'a pas lieu lorsqu'on déjeûne à dix heures. Le soir, comme on sortait de table à huit heures, on était moins tenté de faire une promenade, au milieu de laquelle on est toujours surpris par une rosée excessive, froide et très-dangereuse; en un mot, si j'étais le médecin des eaux, j'emploierais toute mon influence pour tâcher de ramener à cette habitude qui est beaucoup plus saine, plus convenable au traitement qu'on suit et au régime qui doit en être la conséquence. Dans tous les cas, on voit que le manteau y joue toujours un rôle obligé.

CHAPITRE IV.

Obscurité des eaux de Contrexéville;

De ses causes.

Les eaux de Contrexéville, dont peu de personnes soupçonnent aujourd'hui l'existence, ont cependant été jadis au nombre des plus célèbres et des plus brillantes de France.

Plusieurs cures très-célèbres, et entr'autres celle de ce pauvre abbé de Bouville qui, après avoir été opéré trois fois de la pierre, avait trouvé, dans cette source salutaire, un soulagement à ses maux tel qu'il put enfin terminer sa carrière, qui se prolongea encore de plusieurs années, sans avoir recours de nouveau à cette cruelle opération; des effets tout aussi merveilleux, opérés sur plusieurs grands seigneurs de la Lorraine et des environs, avaient commencé à leur faire une grande réputation.

M. le docteur Thouvenel, qui était du pays, s'étant trouvé à portée de reconnaître les excellentes qualités de cette source précieuse, la préconisa beaucoup, et comme il avait une clientelle très-considérable, parmi laquelle il comptait presque toutes les jolies femmes de la cour, il leur prescrivait à toutes une saison à Contrexéville. Une grande réunion de jolies malades entraîne toujours après elle un grand nombre d'hommes aimables et jeunes, ce qui fit que l'affluence des étrangers qui abondèrent à Contrexéville devint telle que le village se trouva bientôt trop petit pour loger la quantité des personnes qui y venaient.

Comme il est assez rare qu'on ne revienne pas à Contrexéville lorsqu'on en a une fois pris les eaux, chaque grand seigneur, pour y être plus à son aise, y fit construire et meubler une petite maison. Les Bauffremont, les Lignéville, les princes de Poix, y avaient leur habitation. Plusieurs de ces maisons ont encore conservé ces dénominations. Il existe encore le pavillon Sallaberg ; le château des Anglais porte encore ce nom : il avait été bâti par des Anglais pour ceux de leurs compatriotes qui viendraient y prendre les eaux, et M. le comte L...., fils d'un pair d'Angleterre, y est encore venu tout récemment deux années de suite.

- Cette immense réunion de gens riches, de la plus haute naissance, accoutumés au plaisir, en avait commandé le besoin ; chacun y arrivait avec plus ou moins de chevaux et de domestiques. Les promenades dans les bois, les réunions, les bals imprimaient un grand mouvement dans le pays. On y fit construire une salle de comédie qui en a conservé le nom jusqu'à ce moment où elle vient d'être convertie en auberge. Il existe encore une dame de ma connaissance, dont la famille était de Joinville, qui me répète souvent que, dans sa jeunesse, elle venait tous les ans à Contrexéville chez madame la duchesse de Cossé, avec qui elle était très-liée; que c'était un lieu de plaisir, et qu'elle se rappelle très-bien y avoir vu M. le comte d'Artois qui, s'étant rendu pour une partie de chasse au château de M. le prince d'H...., un de ses capitaines des gardes, et voulant juger du mérite des acteurs, dont plusieurs étaient de sa connaissance, y était venu *incognito*. Il existe même à cet égard une anecdote assez peu connue:

Un jour que tout cet aréopage comique de grands seigneurs et de grandes dames s'était réuni en *comité*, on se trouva embarrassé pour un rôle obligé d'*enfant* placé dans une pièce du répertoire, et on ne savait à qui le donner.

On s'avisa de jeter les yeux sur une jolie petite paysanne très-éveillée, très-espiègle, qu'une de ces dames avait prise en affection et à qui on destina ce rôle. A force de le lui *seriner*, elle l'apprit fort bien, et le joua avec tant d'esprit et d'intelligence qu'un grand seigneur de la troupe se chargea de finir son éducation, l'emmena à Paris, lui donna des maîtres et la fit débuter au théâtre, où elle devint cette jolie Rosalie de la comédie italienne qui s'y fit une grande réputation, d'abord parce que, dans ses débuts, elle se fit mettre au Fort-l'Évêque pour une espièglerie assez drôle.

Elle en voulait à l'acteur *Clairval* que les auteurs de *Richard Cœur-de-lion* venaient de charger du rôle intéressant de *Blondel*. On la désigna pour faire le petit garçon chargé de conduire cet aveugle. Comme ce rôle exigeait que l'acteur eut constamment les yeux fermés, il était forcé d'appuyer quelquefois sa main sur le bras de cet enfant, qui avait trouvé très-*piquant* de faire de sa manche une pelotte d'aiguilles ; ce qui chaque fois occasionnait à l'acteur une grimace qui n'était pas du tout dans son rôle, mais qui devenait très-drôle pour le public qui n'était pas dans la confidence. Clairval s'en plaignit hautement, et quelques semaines de prison furent la punition que les gentilshommes de la chambre infligèrent à la débutante. Sortie de là, comme elle vit qu'il n'y avait rien de bon à gagner avec les acteurs, elle les abandonna pour se jeter dans les grands seigneurs, auxquels elle ne laissa pas de jouer des tours un peu plus piquans encore. Elle en ruina plusieurs et devint je ne sais quoi. On m'a assuré depuis qu'elle n'existait plus.

A la révolution de 1789 presque toutes ces grandes familles quittèrent la France ; chacun fut de son côté. Les eaux de Contrexéville devaient naturellement suivre la fortune de toute la cour qui en faisait l'ornement et tomber avec elle. Veuve de tout son luxe, la pauvre source resta triste, délaissée, toujours avec ses *qualités bienfaisantes;* mais qu'est-ce que le *mérite sans un peu de célébrité?* Chacune de ces maisons de plaisir fut vendue comme bien d'*émigré.*

Achetées dans le pays, elles furent bientôt converties en maisons de culture. La source eut le même sort : elle échut en partage à un particulier dont la plus grande fortune était une famille nombreuse. Cette famille se subdivisa ; celui à qui échut la propriété, obligé de prélever sur ses bénéfices ce qu'il fallait pour payer la dot des autres, ne pouvait subvenir aux frais d'entretien de ses bâtimens, qu'il laissa tomber dans un délabrement tel que le lieu devint *inhabitable* ; personne n'y voulait plus revenir. Les arcades, la fontaine, tout tombait en ruines ; la source se fût bientôt infailliblement perdue sans les grands travaux qu'y a faits le nouvel acquéreur, qui a acheté la permission d'y dépenser beaucoup d'argent pour remettre le tout un peu en état. Il est à craindre qu'après lui, retombant en d'autres mains, cet établissement n'éprouve encore le même sort. Il serait bien à désirer que, pour le bien du pays comme pour celui de l'humanité, le gouvernement en devînt propriétaire. Ce serait un objet très-minime pour le département, qui pourrait en retirer un revenu d'autant plus avantageux que les travaux souterrains faits à la source n'exigeront pas de bien long-temps de réparations, et que les dépenses d'entretien des bâtimens sont peu considérables. Cela sauverait cette source précieuse des vicissitudes des révolutions, en la mettant sous la protection du gouvernement ; cela assurerait son existence et deviendrait, nous le répétons, un grand bienfait pour le département comme pour l'humanité..

CHAPITRE V.

De l'infidélité des ouvrages qui ont parlé de Contrexéville.

Dans le chapitre précédent il s'est glissé une petite phrase que je crois devoir relever ici ; la voici :

« *Mais qu'est-ce que le mérite sans un peu de* » *célébrité?* » Cet axiome, assez généralement vrai, n'est pourtant pas applicable aux eaux de Contrexéville ; car, malgré l'absence de tous les moyens par lesquels on aurait pu les faire valoir, en dépit même des renseignemens faux donnés sur leur compte, *par le seul mérite de leurs rares vertus*, ces eaux, en France si peu connues, étaient parvenues à se faire une réputation européenne qui même avait *traversé les mers.*

Le 1.er août 1827, nous avons vu arriver à Contrexéville M. *Diory*, jeune créole de 23 ans, qui était parti de l'île de Bourbon tout exprès pour y venir prendre les eaux. Sa démarche était fondée sur l'exemple de ses deux frères qui, amenés à Marseille pour affaires de commerce, y étaient horriblement souffrans de la gravelle. « Parbleu ! leur dit leur correspondant, puisque vous voilà en France, que n'allez-vous à Contrexéville ? » C'est effectivement ce qu'ils firent ; ils y restèrent près de six semaines, prirent deux saisons, et comme ils étaient jeunes, ils retournèrent à Bourbon, à ce qu'il paraît guéris *radicalement*, puisque c'est ce qui décida ce jeune frère, qui n'avait d'autre motif que celui de sa santé, à partir, souffrant comme ses aînés de cette maladie qui paraît héréditaire dans cette famille : il vint en France et arriva à Contrexéville. Soit le résultat de ses souffrances, soit l'effet de son *isolement*, quoique jeune il était singulièrement triste. Nous fîmes ce qui était en notre pouvoir pour tâcher de le distraire ; il nous quitta très – soulagé. Il emporta même une centaine de bouteilles pour prolonger son traitement. Nous l'avons perdu de vue, et n'avons pas su si sa guérison avait été complète. Il eût été cependant très-important de s'en assurer, et surtout de savoir l'altération qu'aurait pu opérer sur les eaux le passage sous la ligne.

Cette expérience peut se renouveler en ce moment ; un jeune homme, qui a une maison de commerce à Monte–Video, étant venu prendre cette année les eaux, et en ayant, à ce qu'il paraît, éprouvé des résultats avantageux, en fait partir un certain nombre de bouteilles, dont moitié est bouchée avec du fer dans le bouchon. Le résultat de cette épreuve, lorsqu'il sera connu, ne peut manquer de devenir très-important.

Quelques ouvrages qui traitent des eaux, et entre autres le *Guide aux eaux minérales de France et d'Allemagne*, disent, en parlant de celles de Contrexéville, qu'elles ne sont guère fréquentées que par les habitans de la Lorraine. Voilà cependant comme on écrit l'histoire ! Je m'y suis trouvé, moi, avec

Mme la princesse *Aldobrandini*, la duchesse *de Montebello*, M. *de Labrador*, ambassadeur d'Espagne, M. le chancelier *d'Ambray*, le maréchal *Macdonald*, M. *Gonthard*, de Francfort, et M. *Rollin-Sandos*, de Neufchâtel en Suisse. Ces auteurs sont mal informés en avançant ce fait. S'ils s'étaient donné la peine, avant d'écrire sur ces eaux, de prendre des renseignemens sur les lieux, on leur aurait communiqué la liste des personnes qui les ont fréquentées depuis vingt ans; ils y auraient trouvé les noms les plus remarquables de la ville et de la cour, plusieurs maréchaux de France; ils y auraient vu que des généraux, des pairs, des députés, des préfets en faisaient encore habituellement usage; que le plus grand nombre des buveurs qui y viennent sont, non-seulement des habitans de Paris, mais de Lyon, Nantes, Londres, et qu'on y vient de la Suisse et de l'Allemagne; ce qui recule un peu les limites de la Lorraine.

En les jugeant sans partialité, ils auraient reconnu, par les cures nombreuses qu'elles opèrent tous les ans, que ces eaux sont d'une efficacité incontestable pour combattre victorieusement la gravelle et la majeure partie des affections chroniques des voies urinaires, ainsi que d'autres maladies non moins douloureuses, telles que la goutte, les affections gastrites, etc. On peut consulter à cet égard l'excellente notice du docteur *Mamelet*, qui depuis vingt-sept ans exerce la médecine à Contrexéville, et qui joint à l'avantage de les avoir étudiées sous

M. *Thouvenel*, celui d'une longue et constante pra-
tique. Les cures étonnantes qui tous les ans se sont
opérées sous ses yeux, la série nombreuse d'observations et de faits qu'il a recueillis, ont tellement
opéré sa conviction sur les vertus de ces eaux, qu'il
les regarde comme uniques en France par leur spécialité et les services qu'elles rendent journellement
à l'humanité.

Son ouvrage, écrit très-consciencieusement pour
les gens de l'art, et qui n'est que le résumé de notes
et d'observations prises chaque jour d'après l'état et
les progrès observés sur chacun de ses malades, peut
cependant intéresser toutes les classes de la société,
et toutes les personnes qui en sentent le besoin pour
leur santé feront très-bien de le consulter (*).

CHAPITRE VI.

**De la nature des eaux de Contrexéville et de l'impossibilité
de les contrefaire.**

Je n'entreprendrai pas d'entrer ici dans la défini-
tion des bases constituantes des eaux de Contrexéville, parce que cela rentre dans le domaine de la
science, que c'est hors de ma portée, et que cela
outre-passe les limites du cadre que je me suis imposé.

(*) Cet ouvrage se trouve à la librairie de *Germer et Baillière*,
rue de l'École de Médecine, n.º 13 bis, à Paris, et à Contrexéville
à l'établissement.

La fontaine de Contrexéville sort de la base d'un piédestal carré par un tuyau de bois; elle se précipite dans une coquille taillée dans la pierre, où elle dépose un sédiment ocracé qui accuse la présence du fer qu'elle contient.

En l'examinant avec attention, on remarque parfaitement à son jet une colonne qui remonte du fond à sa surface, colonne formée par le gaz qui s'en échappe à l'air libre, en laissant se précipiter la partie de fer que l'eau tenait en dissolution. Cette eau est extrêmement limpide et ne se trouble jamais; elle a une légère odeur martiale. Gardée plus d'une année dans des bouteilles bien bouchées, elle s'est parfaitement conservée.

Sa saveur est fraîche, douceâtre, ferrugineuse et légèrement acidulée. Si on l'agite dans la bouche, elle est stiptique. Sa température ordinaire est de huit degrés Réaumur; dans le grand froid elle va jusqu'à neuf. Elle pèse par litre 23 grains de plus que l'eau distillée. Son produit est d'environ 72 litres par minute. On sait par aperçu qu'elle contient du sulfate de chaux, de la magnésie, du carbonate de soude, du protoxide de fer et un peu de matière organique; en gaz : de l'oxigène, de l'acide carbonique et de l'azote.

Il n'existe aucune tradition sur son origine; tout ce qu'on sait, c'est que c'est un puits artésien qui s'élève du fond d'une maçonnerie faite avec soin jusqu'à la profondeur de *quarante pieds*, d'autres disent *quatre-vingt.*

Il paraît positif que la source est très-éloignée du point où elle surgit ; car, il y a quatre ans, elle s'est arrêtée spontanément et est restée deux heures sans couler, ce qui a beaucoup inquiété : ce phénomène a coïncidé avec une secousse de tremblement de terre ressentie dans les environs de Remiremont ; ce fait déterminerait sa source à 20 lieues environ dans la direction du sud-est.

Les diverses analyses qui en ont été faites ne s'accordent pas ; et je ne crois pas que la science puisse jamais parvenir à les contrefaire. J'ai demandé à plusieurs pharmaciens instruits et de bonne foi : « On va vous en donner toutes les bases par doses précises ; vous voilà douze, vous avez tous les mêmes élémens : votre manipulation donnera - t - elle les mêmes résultats ? — Non. »

En effet, comme tout le monde a pu s'en convaincre, vous arrivez à Contrexéville : on vous donne un verre tout neuf et très-clair ; au bout de huit jours qu'on s'en est servi, il est déjà dépoli dans plusieurs endroits. J'ai cru d'abord que ce pouvait être un sédiment, un sel déposé sur ses parois, mais je me suis bientôt convaincu que la couverte était essentiellement attaquée, et que, malgré tous les efforts, on ne pouvait parvenir à lui restituer sa transparence première. J'ai cherché, mais en vain, à obtenir des résultats semblables par les eaux de Contrexéville factices ; je ne puis donc, quels que soient les progrès admirables de la chimie moderne, reconnaître identité de causes là où il n'y a pas identité d'effets.

J'ai vu des personnes à Paris déboucher une bouteille d'eau de Contrexéville ; elle exhalait une odeur infecte d'œufs gâtés ; j'avais beau m'écrier : « Mais on vous trompe ; ce n'est pas là de l'eau de Contrexéville ; elle doit être claire, fraîche, inodore. — Vous êtes dans l'erreur, me répondait-on ; c'est un pharmacien qui me les a vendues, c'est ainsi qu'elles doivent être. » Voilà comme se font les réputations !

CHAPITRE VII.

De la manière de prendre les eaux de Contrexéville ;

De leurs effets.

Dire que les eaux de Contrexéville sont un remède pour tous les maux serait une absurdité : d'abord je ne les ai jamais vues remettre une jambe cassée ; mais dire qu'elles sont favorables dans un grand nombre de maladies, qui présentent même entr'elles des symptômes diamétralement opposés, ne serait que l'exacte vérité ; et cette vérité, je vais, sans être homme de l'art, la mettre à la portée de tout le monde et la rendre sensible à la plus mince intelligence, en mettant le public dans la confidence de la manière dont on prend les eaux et des effets qu'on en obtient.

D'abord, la manière de commencer à prendre les eaux n'est point indifférente ; car, prises indiscrètement, leur usage peut être dangereux. Tout est relatif à l'organisation de chaque individu, à l'état de souffrance qu'il éprouve, à l'irritation plus ou moins forte de ses organes. En un mot, j'ai vu des personnes les commencer par cinq verres *impunément*, tandis que d'autres pouvaient à peine en supporter un verre, et encore coupé avec du lait ou avec une infusion de chiendent. Il est donc bien essentiel de ne pas commencer à les prendre sans l'avis préalable du docteur *Mamelet*, dont la longue expérience et la surveillance scrupuleuse ne peuvent que vous donner les meilleurs conseils.

Les eaux de Contrexéville, comme tous les autres remèdes, agissent sans qu'on sache comment. Ce qu'il y a de sûr, c'est qu'indépendamment de leurs propriétés chimiques, elles agissent encore comme *liquide* et comme *poids*.

Le moyen terme de ce qu'on en boit par jour est de 15 à 20 verres, qu'on prend de quart d'heure en quart d'heure, pendant l'intervalle desquels on se promène. Trois verres font un litre ; le litre pèse près de trois livres : donc il est constant que l'individu qui a bu quinze verres, renferme en lui cinq litres de liquide et quinze livres de plus en poids.

On doit sentir que, quand ces eaux n'auraient que ce seul avantage de pouvoir être bues en aussi grande quantité sans inconvénient, il serait déjà immense ; car il faut que ce liquide passe par l'estomac, par tous les organes digestifs, par le foie, par les reins, par la vessie ; en un mot dans le sang et dans tout le système ; aussi le besoin de les évacuer est-il en permanence, mais comme la vessie seule ne peut suffire à ce travail et qu'on lui en donne plus à la fois qu'elle n'en peut sécréter, il s'opère une ré-sorption dans les intestins ; vous rendez le superflu par toutes les voies possibles. Il y a des individus qui en éprouvent quatre ou cinq purgations dans la matinée ; de manière qu'elles vous nettoyent les reins, la vessie, les intestins, en laissant partout un peu du fer qu'elles contiennent ; ce qui fortifie beaucoup tous ces organes au lieu de les détériorer ; et cela pendant 21 jours de suite.

Dites-moi un peu s'il y a beaucoup d'engorgemens qui puissent résister à un pareil traitement.

Ceci est d'autant plus positif pour moi, que je l'ai éprouvé sur moi-même.

La première fois qu'on m'a envoyé à Contrexé-ville, c'était pour une colique néphrétique très-violente, et qui m'avait duré 17 heures ; de plus j'étais menacé d'une obstruction au pylore, pour laquelle on me mettait constamment une emplâtre de ciguë sur l'estomac.

J'ai pris les eaux ; il est vrai de dire que j'en ai prolongé l'usage presque tous les ans, mais dans le fait, depuis ce moment, et gravelle, et colique, et obstruction, tout a disparu ; et malgré mon âge très-avancé, je leur dois une santé parfaite et exempte de toute infirmité.

Aussi, quoique leur spécialité soit contre la gra-velle, on peut encore juger combien elles sont admirables contre toutes les maladies qui ont leur siège, soit dans le foie, soit dans l'estomac, soit dans les intestins ; et ce sont presque toutes.

Tous les ans on les voit produire des miracles : par exemple, j'ai vu Mme la comtesse de *G*. . . et un propriétaire bien connu d'Epernay, qu'on y avait envoyés pour des vertiges, s'en retourner parfaitement guéris. Et ceci n'a rien d'étonnant ; car il est reconnu que toutes les maladies cérébrales, tous les maux de tête, toutes les migraines, ne sont que symptomatiques, et que leur cause réside, soit dans l'estomac, soit dans les entrailles. J'ai bien souvent ouï dire à M. *Pinel* que tous les cerveaux de fous dont il avait fait l'autopsie étaient parfaitement sains, tandis que les entrailles et tous les organes du bas-ventre étaient dans un état déplorable ; et cela se conçoit : voyez-moi l'homme le plus fort, le mieux constitué ; il boit une bouteille de vin de trop, voilà sa tête qui déménage ; toute organisation cérébrale est détruite : et cependant le vice est dans l'estomac ; l'ivresse passée, tout se rétablit. Aussi combien n'ai-je pas vu de restes de gastrites, qui avaient résisté à tous les remèdes, guéris par l'usage de ces eaux.

Que de jeunes filles sont arrivées à Contrexéville, blêmes, jaunes, souffrantes, avec les pâles couleurs, et s'en sont retournées au bout de trois semaines, fraîches, vermeilles, ayant obtenu la santé que jusque-là la nature leur avait refusée.

Une des belles cures de Contrexéville, est celle de Mme la princesse *A*. . . *B*... Quoique jeune et très-jolie, elle était arrivée ployée en deux, s'appuyant sur des béquilles, en un mot avec une santé tout-à-fait dérangée; six semaines après, elle faisait dans les montagnes des promenades où personne ne pouvait la suivre. Depuis elle est devenue mère, et a fait plusieurs voyages en Italie.

Tout cela repose sur des faits avérés, et je puis citer encore celui dont j'ai été témoin :

Un jeune ménage arrive à Contrexéville : le mari avait vingt-six ans, la femme vingt-deux. Le mari prenait les eaux pour des coliques néphrétiques : son épouse était devenue trois fois grosse sans pouvoir avoir d'enfans; ils étaient au désespoir. On conseille à la jeune dame de prendre les eaux; elle les boit, les prend par injections; neuf mois après, elle devient mère d'un gros garçon qui fut suivi de plusieurs autres. Le vice organique avait disparu, les parties s'étaient consolidées. Je n'ai jamais rien vu qui respirât le bonheur comme la lettre de reconnaissance qu'écrivait le mari, pour faire part de cet événement qui le mettait au comble de la joie.

Si vous voulez d'autres faits, lisez la notice du docteur *Mamelet*.

CHAPITRE VIII.

Des vertus médicales des eaux de Contrexéville;

De leurs propriétés.

Les vertus médicales des eaux de Contrexéville sont : *de dissoudre la pierre;*

Leurs propriétés : *de ne souffrir l'existence d'aucun corps étranger, soit dans les* REINS, *soit dans la* VESSIE.

Voilà deux assertions bien *positives* et bien *hardies;* la question est de les prouver.

Ce sont encore les faits qui vont parler : le public en jugera.

Voici une expérience que j'ai souvent vu faire par les buveurs eux-mêmes : vous mettez un gravier que vous venez de rendre (et on en rend beaucoup : chacun a sa petite collection; la femme de chambre de la pauvre Mme *Th.* . . . avait une boîte à bonbons pleine de ceux qu'avait rendus sa maîtresse), vous mettez, dis-je, le gravier, pourvu qu'il ne soit pas muraire, ce qui est heureusement très-rare, macérer dans de l'eau de Contrexéville, ayant soin de choisir un vaisseau d'un grand volume, de le boucher hermétiquement, et de renouveler l'eau tous les jours. Au bout de quelque temps le gravier a disparu : il s'est fondu comme du sucre.

Mais voici un fait plus concluant : Mr *M...*, de Charleville, arrive avec la pierre bien constatée. Pendant deux mois consécutifs il boit les eaux et prend des douches tous les jours. Au bout de ce temps, il rend une pierre de la forme d'un noyau d'olive, mais sillonnée par des cannelures, ce qui provoque du déchirement au passage. Le lendemain il rend encore quatre autres fragmens plus petits, mais aussi cannelés. En superposant tous ces morceaux ensemble, les angles saillans et les angles rentrans s'adaptaient si parfaitement les uns dans les autres, qu'il nous a été moralement prouvé que ces cinq pierres n'en avaient fait qu'une. Il avait été assez heureux pour que les matières muqueuses qui servaient, d'amalgame à ces pierres ne fussent pas déjà solidifiées au point de n'être plus solubles par l'effet des eaux qui, grâce à sa constance, venaient d'opérer la lithotritie dans sa vessie. Il avait rendu sa pierre en cinq volumes : c'est la cure la plus merveilleuse que j'aie vu opérer par ces eaux.

Il paraît que, comme ces eaux sont très-faciles à digérer et qu'on en peut boire jusqu'à six litres et même plus dans la matinée, elles parviennent à la vessie sans éprouver d'altération sensible ; par conséquent, conservant leur principe dissolvant, elles agissent sur les couches peu durcies des calculs urinaires, contenus dans les reins, les uretères ou la vessie, et les détachent. Comme elles ont aussi la faculté d'augmenter la force expulsive de ces organes, elles facilitent nécessairement l'éjection de ces calculs ;

c'est ce que va prouver d'une manière peremptoire la curieuse observation ci-après, choisie parmi beaucoup d'autres et recueillie sur M. le général *de Montgardé*, qu'on prend ici la liberté de nommer en toutes lettres, parce qu'il a bien voulu en donner la permission.

Aide-de-camp du prince de Neufchâtel, M. *de Montgardé*, colonel alors, à cheval auprès du prince, reçoit à la bataille de Wagram, dans le bas-ventre, une balle qui traverse la vessie de part en part. C'était assurément une blessure grave, mais qu'on parvint néanmoins à guérir. Cependant, au bout de quelque temps, il commença à éprouver des pesanteurs dans le bas-ventre, puis des douleurs très-vives, des difficultés d'uriner, des coliques : cela arriva jusqu'au tétanos. Ce fut dans cet état qu'il vint à Contrexéville où on l'envoyait comme dernière ressource. Sa jeunesse, sa force, sa gaîté nous permettaient de douter de la de la gravité de son état, lorsque nous acquîmes, quelques jours après, la fâcheuse conviction qu'il était le plus malade de nous tous ; car bientôt nous fûmes témoins des crises violentes qu'il éprouvait ; et je l'ai entendu s'écrier au milieu des souffrances atroces qui le déchiraient : « Qu'on m'ouvre donc le ventre pour me débarrasser de ce qui me fait souffrir aussi cruellement ! » L'usage des eaux lui fit rendre d'abord beaucoup de graviers : les crises devenaient moins violentes. Au bout de quelque temps sa position commençait à s'améliorer, lorsqu'une nuit, le voilà pris d'une colique affreuse : le besoin d'uriner se présente, impossible d'y satisfaire ! Les coliques, les vomissemens surviennent. Cette crise horrible, dure quelque temps, puis survient un nouveau besoin d'uriner. La rage et le désespoir s'en mêlent : il fait des efforts tels qu'il obtient une évacuation accompagnée de souffrances atroces et de pertes de sang. Exténué de fatigue, il tombe sur son oreiller et s'endort. Le lendemain matin arrive le docteur :

« S..! B..! docteur ! vos f.. eaux sont du poison : qu'on m'aille chercher mes chevaux de poste, je veux partir. »

Stupéfait, M. *Mamelet* s'empare de son vase de nuit : c'était une horreur ! des graviers, des glaires, du sang ! il ne savait ce qu'il voyait. Cependant il prend un autre vase où il verse cet horrible mélange : que trouve-t-il au fond ? un énorme paquet de mucus ensanglanté. Il veut l'écarter et trouve sous son doigt un corps dur et long ; il s'en empare : c'était un petit rouleau ; il le développe et tient un morceau de drap rouge qui renfermait un autre petit rouleau de toile blanche. Le patient venait de pisser sa *chemise* et son *pantalon*, que la balle sortie avait introduits, par sa force impulsive, dans la vessie, et qui faisaient la base d'une pierre qu'heureusement les eaux avaient encore pu décomposer : elles lui en avaient fait rendre les graviers en détail ; elles venaient de lui en faire évacuer le noyau.

Depuis ce jour il fut radicalement guéri, monta à cheval, fit la guerre d'Espagne, et se porte aujourd'hui à merveille.

Voilà ce que j'ai vu. C'est le développement du n.° 15 de la notice du docteur *Mamelet* qui l'a soigné. Cela me paraît concluant.

C'est cette propriété de ne souffrir aucun corps étranger dans les organes qui faisait dire à un Anglais, assez plaisamment parce qu'il le disait de bonne foi, que les eaux de Contrexéville donnaient la pierre ; tandis que, d'un autre côté, M. le comte *de G* . . . qui en fait usage depuis quarante ans, me disait : « J'ai grand besoin d'y aller faire un tour, car il y a déjà bien long-temps que je ne rends plus de sable. »

Cet Anglais prétendait que de sa vie il n'avait rendu de graviers ; tandis que, depuis qu'il buvait les eaux de Contrexéville, ce qu'il en rendait était effrayant : et il concluait. Cependant, il est propable qu'il y était venu pour quelque chose.

Mais cet homme se trompait : il prenait ici l'effet pour la cause. Il était dans le cas de bien du monde et surtout des personnes qui travaillent dans le cabinet, long-temps assises, sans exercice, et chez qui la transpiration insensible est incomplète. On souffre prodigieusement des reins, et on attribue à une douleur rhumatismale ce qui n'est autre chose que la présence des graviers dont on ne soupçonnait pas même l'existence. On prend ces eaux ; elles font rendre les graviers, et on est tout étonné que le rhumatisme ait disparu.

Du reste, il paraît que leur usage prolongé est extrêmement salutaire, car M. le lieutenant général comte *de C.* . . , bien qu'il ait cessé d'y venir, à la

vérité, s'en fait expédier chaque mois une caisse de
5o bouteilles , et il y a lieu de croire que ce régime
lui réussit à merveille ; car il a la plus belle vieil-
lesse qu'on puisse voir. On pourrait citer une in-
finité d'autres faits, mais ils sont consignés dans la
notice.

Par exemple, M. le vicomte *d'Ar* . . . . y est
arrivé avec la goutte sur la vessie. Son médecin lui
avait prescrit de se faire passer la fontaine dans le
corps, ce qu'il avait pris à la lettre, car il en exa-
gérait l'usage : il est heureusement très—vigoureux.

Au bout de quinze jours il se mit au lit , souffrant horriblement des douleurs qu'il éprouvait dans
les genoux ; la goutte s'y était portée ; de-là elle
descendit aux pieds. Il partit et fut guéri , non pas
de la goutte, parce qu'on ne guérit pas en 21 jours
d'une maladie qu'on couve depuis 2o ans , mais enfin
on vit avec la goutte aux pieds. Si elle fût restée sur
la vessie , il était mort.

CHAPITRE IX.

Résumé.

Les nombreuses cures que ces eaux ont opérées dans
diverses affections des voies urinaires ont seules fait
leur réputation.

Elles facilitent l'expulsion des graviers et des calculs qui ne sont pas trop volumineux pour pouvoir

sortir par les voies naturelles. Comme ces eaux sont très-faciles à digérer, que l'on peut en boire jusqu'à six litres et même plus dans la matinée ; elles parviennent à la vessie sans éprouver d'altération sensible, par conséquent conservent leur principe dissolvant, qui agit sur les couches peu durcies des calculs urinaires contenus, soit dans les reins, soit dans la vessie, les détache et en facilite l'expulsion. De-là on doit conclure que, si elles ont la faculté de dissoudre et de faciliter l'expulsion de ces graviers, à plus forte raison elles ont celle d'en prévenir la formation. Ces eaux agissent, non-seulement d'après leurs composés chimiques, mais aussi d'après leur volume ; ce qui ne doit pas être indifférent pour la cure des maladies des voies urinaires. Et certes, elles sont les seules en France qu'on puisse boire en aussi grande quantité sans en être incommodé.

De ce qu'on rapporte de leur qualité dissolvante, on ne doit cependant pas conclure qu'elles détruisent les pierres formées, trop volumineuses pour pouvoir sortir par les voies naturelles ; ce serait une grande erreur ; au contraire, car, après avoir entraîné les mucosités qui modèrent la sensibilité de l'organe et la couche muqueuse qui revêt le calcul, elles occasionneraient des douleurs aigües, ce qui est aisé à concevoir.

Aussi, guérir les coliques néphrétiques et les catarres de la vessie, soulager de la gravelle, prévenir ou même ajourner indéfiniment la terrible opération de la pierre, voilà à quoi on peut réduire raisonnablement les vertus *non contestées* des eaux de Contrexéville, et c'est déjà bien assez beau.

Ces eaux augmentent l'action vitale des membranes muqueuses et leur excrétion. Cette action est très-marquée sur les membranes qui sont fluxionnées ; elles en augmentent considérablement les sécrétions, les modifient et les ramènent à leur type ordinaire. Si les fluxions sont dues à une cause métastatique, cette eau en facilite le déplacement, et c'est, il semble, par ce mécanisme qu'elles guérissent les catarres des reins ou de la vessie, qu'elles font même reparaître des maladies rentrées, telles que dartres et autres. . . . Elles ont aussi une action bien sensible sur les intestins, et déterminent chez presque tous les buveurs de 4 à 8 selles, même plus, pendant leur exercice du matin ; quoique nombreuses elles n'affaiblissent pas ; au contraire, elles donnent de la force aux voies digestives et augmentent l'appétit. Ces évacuations ne diminuent en rien celle des urines qui surpasse en volume l'eau que l'on boit.

Ainsi, dans les gastrites lentes, sans fièvre, occasionnées, soit par l'abus du *bicarbonate de soude* que beaucoup de graveleux prennent en excès (et j'en ai vu bon nombre, qui s'étaient abîmé l'estomac par cet excès, être obligés de venir à Contrexéville pour tâcher de le rétablir), soit par toute autre cause, elle guérissent *radicalement* ; comme aussi elles sont employées avec grand succès contre les affections goutteuses. Beaucoup de goutteux qui les ont bues sur les lieux se sont guéris, d'autres ont obtenu un soulagement qu'ils étaient loin d'espérer. Chez presque tous, les accès se sont éloignés, ont été moins longs, et surtout beaucoup moins douloureux.

On les emploie aussi avec grand succès contre les fleurs blanches, les pâles couleurs, ainsi que pour rétablir les menstrues, les hémorroïdes déviées ou supprimées. Lavées avec cette eau les plaies se cicatrisent plus vîte, ainsi que les petits ulcères des paupières : j'en ai vu des effets étonnans.

Le genre de vie qu'on mène à Contrexéville est un peu sévère ; il y a peu de distraction, et je conseille à ceux qui ont quelques talens d'y apporter des livres, de la musique et des pinceaux.

Cependant le salon de l'établissement ne laisse pas que d'offrir une très-grande ressource comme agrément. Comme c'est en général le rendez-vous de la meilleure compagnie de tous les pays, c'est une vie de château d'autant plus intéressante que chacun sent la nécessité de faire des frais d'amabilité ; et somme totale, on y trouve de la grâce, de l'esprit, du bon ton, de la gaîté ; avantages qui, réunis, ne se trouvent pas toujours partout.